Atkins Dieet

Gewicht verliezen en voel me geweldig

Bevat Tips en recepten

By Arnold Yates

Inhoudsopgave

Invoering

Ik wil u bedanken en feliciteren u voor het downloaden van het boek, *"Atkins Dieet: De succesvolle manier om gewicht te verliezen"*.

Op een bepaald moment in uw inspanningen om gewicht te verliezen, kun je twijfelen als je op het juiste spoor met uw dieet te wijten aan verschillende redenen. De vloed van informatie over voeding eten is overweldigend, of de tegenstrijdige standpunten van voedsel deskundigen voor de beste dieet programma laat je in de war, en de angst als uw dieet plan is medisch geluid of in gevaar brengt uw gezondheid.

Ga je op een dieet varieert met individuen en zijn afhankelijk van wat je wilt bereiken en kan getrouw volgen. Men kan niet gewoon accepteren een algemene verklaring om gewicht te verliezen en gezond te blijven door minder te eten en actief te zijn in de sportschool. U kunt nu op een programma van het gewichtsverlies en het doen van enkele oefeningen en nog steeds voldoening in de snelheid waarmee je het verliezen van gewicht niet te vinden.

Maar, kunt u nu gereserveerd die onzekerheden, succesvol te zijn in het verliezen van die ongewenst gewicht en een goed gevoel over jezelf door middel van het Atkins-dieet. Atkins-dieet, in het kort, is een dieet programma dat is gemakkelijk te volgen en zich te houden aan zonder verlies van uw voorliefde voor voedsel. En je hoeft geen zorgen te maken over het verkrijgen van terug die overtollige vet nadat het programma voor het doel van het Atkins-dieet programma is de levensduur onderhoud van het gewenste gewicht.

De afgelopen jaren zag de groeiende populariteit van het Atkins-dieet na een paar beroemdheden geclaimde succes met deze voedingswaarde aanpak. Het gebruik van Atkins dieet blijft stijgen, nu met een volgende van bijna een tiende van de volwassen bevolking. Veel lijners met behulp van het Atkins-dieet beweren dat ze verloren ongeveer 18 pond binnen zes maanden, zonder risico op hartproblemen. De populariteit van dit dieet plan is in zijn nadruk op het verminderen van de consumptie van koolhydraten zonder dat honger.

Dit boek neemt u mee naar een goed begrip van het Atkins-dieet en tonen de voordelen van het gebruik ervan.

Nogmaals bedankt voor het downloaden van dit boek. Ik hoop dat je ervan geniet!

Hoofdstuk 1 - Krijgen in het Atkins-dieet

Een van de redenen lijners vinden het Atkins-dieet aantrekkelijk is de flexibiliteit in de aanpassing van hun specifieke voedingsbehoeften. Integratie van de ervaringen van de volgelingen ', een ander boek over het Atkins-dieet kwam uit in 2002. Het boek, eveneens aangepast de delen van het Atkins-dieet plan, maar niet het belangrijkste concept. Sinds de publicatie van dit boek, meer studies gedaan naar het Atkins-dieet kwam tot vergelijkbare conclusies over de effectiviteit van het programma in de verbetering van de medische en voedingswaarde betreft.

De Opdrachtgever Bases van het Atkins-dieet Programma

U kunt de veelbelovende eigenschappen van het Atkins-dieet programma in zijn kernprincipes geworteld in wetenschappelijk onderzoek te zien:

Gewichtsverlies. Voorstanders van het Atkins-dieet eis om gewicht te verliezen binnen drie tot zes maanden van het programma. Anderen beweren dat de effectiviteit tot een jaar duren en zelfs langer. Dit is in overeenstemming met het Atkins-dieet het doel van een leven eetgewoonte dat je gewenste gewicht behoudt.

Gewicht levensonderhoud. Degenen die proberen een vetarm en caloriearm dieet hebben de neiging om het programma te verlaten vroeg te wijten aan honger of het onvermogen om onbedwingbare trek te beteugelen. U kan duren met een vetarm programma voor een korte termijn, maar vast te houden aan dit programma voor een langere periode kan blijken te zijn een beproeving. Het Atkins-dieet plan behandelt deze bezorgdheid eetgewoonte is niet beperkt, mits u de koolhydraten laag te houden. Bleef vasthouden aan het programma kunt u uw koolhydraten tolerantie te vinden en houdt u tevreden bent met uw voedselinname.

Betere gezondheid en welzijn. Met uw voedingsbehoeften eis gekoppeld aan het Atkins-dieet plan, voel je je minder vermoeidheid als gevolg van de stabilisatie van je suikerspiegel. Je zult een verbetering in uw gezondheid te observeren, zelfs in de beginfase van het programma, waardoor je je goed voelt.

Preventie van gezondheid risicofactoren. Studies over het Atkins-dieet te bewijzen dat het effectief is in het verbeteren van chronische ziekten zoals hart-en vaatziekten, diabetes en hypertensie. Dit effect wordt veroorzaakt door een verminderd gehalte van insuline in het lichaam systeem.

De voordelen van het Atkins-dieet

Controverses begeleiden altijd de introductie van nieuwe ideeën, en het Atkins-dieet is geen uitzondering. De controverse over het Atkins-dieet is afkomstig van de koolhydraatarme, veel vet en eiwit dieet dat de populaire verbruik op dat moment was. Echter, recente studies over Atkins dieet tonen zowel voedings- en medische voordelen.

1. *Automatische vermindering van eetlust.* Het is natuurlijk voor een op een gewichtsverlies programma om honger te voelen, en dit moet je maar geen zorgen. In het Atkins-dieet, je het ongemak van de honger hebt tijdens de inductie fase waarin het systeem met opzet is gewend aan het idee van het branden van vetzuren aan uw energie-niveau, een proces dat bekend staat als ketogenese verhogen.

2. *Atkins dieet verliest meer gewicht snel.* Een reden voor de snelle gewichtsverlies is dat het lagere insuline-niveau zorgt ervoor dat de nieren om overtollig water werpen van het lichaam, die tijdens de eerste twee weken van het programma.

3. *Vetverlies gebeurt eerst in de buik.* De onderhuidse vetten wonen onder de buikhuid, en de viscerale vetten zijn diep in de romp. Beide zijn gezondheidsrisico's wanneer dan, en in het bijzonder voor de visceraal vet, is dodelijk. Studies tonen aan dat lage koolhydraten de schadelijke werking van buikvet te verminderen.

4. *Verhoging van het niveau van goede cholesterol en risicobeperking hartziekten.* Cholesterol hetzij "goed" zijn, zogenaamde high-density lipoproteïne (HDL) of "slecht", zogenaamde low-density lipoproteïne (LDL). HDL en LDL functie om de cholesterol in het bloed vervoeren. LDL cholesterol neemt afstand van de lever, terwijl HDL neemt cholesterol uit het lichaam naar de lever voor hergebruik en uitscheiding. In het Atkins-dieet, HDL stijgt vanwege de consumptie van vet, waardoor het risico op hart-en vaatziekten.

5. *Grote verbetering van de conditie van de mensen met type 2 diabetes.* Koolhydraten afgebroken tot suiker en verheffen de bloedsuikerspiegel, die op zijn beurt verhoogt de insulinespiegel. Voor mensen die resistent voor insuline, een hoge bloedsuikerspiegel wordt een groot probleem en leidt tot diabetes type 2. Het Atkins dieet voorkomt de toename van het suikergehalte vanwege het dieet met weinig koolhydraten, waardoor type 2 diabetes.

6. *Lage koolhydraten vermindert hypertensie.* Hypertensie is een risicofactor voor hart- en vaatziekten, nierfalen en beroerte. Een laag-koolhydraat vermindert de bloeddruk, en daarmee ook vermindert het risico voor chronische ziekten.

7. *Effectief bij de behandeling van het metabool syndroom.* stofwisselings-syndroom is een medische verzameling symptomen van:

- Hoge bloeddruk
- Abdominale obesitas
- Lage HDL
- Hoge triglyceriden
- hoge bloedsuikerspiegel

Het koolhydraatarme verbruik keert dit metabool syndroom en verbetert de medische conditie van het hart en type 2 diabetes.

8. *Laag-koolhydraat dieet dient als therapie voor hersenaandoeningen.* De bewering dat suiker nodig is voor de hersenen is waar. Er zijn delen van de hersenen die glucose verbrandt. Zonder koolhydraten, de lever produceert glucose, die vervolgens verzonden naar de hersenen. Verder kan een groot deel van de hersenen ook brandwonden ketonen (stoffen die van vetten voor energie break) gevormd uit de lage inname van koolhydraten. Dit proces van het verbranden van ketonen helpt voorkomen dat de hersenen aanvallen, zoals epileptische aanvallen.

9. Medische voordelen dan gewichtsverlies. Een deel van de medische zorgen positief beïnvloed door het Atkins-dieet zijn:
   - Verlichting van zure reflux
   - Acne
   - Hoofdpijn
   - Kanker
   - polycysteus ovarium syndroom (PCOS), een endocriene ziekte voor bij vrouwen in de vruchtbare leeftijd
   - Dementie
   - Narcolepsie of slaperigheid overdag

Deze medische aandoeningen zijn vanwege de hoge calorische waarde van voedsel geconsumeerd door mensen. Het beperken van de consumptie van koolhydraten, dus helpt bij het verbeteren van uw gezondheid. Het Atkins-dieet concept van koolhydraatarm dieet en de levensduur goede eetgewoonte aan te pakken het probleem van obesitas. Maar, blijkt nu dat het Atkins dieet voordelen kunnen hebben tot ver buiten gewichtsverlies.

Hoofdstuk 2 - verschillende fasen van Atkins Dieet

Het Atkins-dieet programma volgt op een vier-fasen plan zo lijners moet verplaatsen van de ene fase naar de volgende. Het doel van de fasen is om het systeem te langzaam op de levensduur doel gewichtsbehoud door goede eetgewoonte.

Zoals gezegd, het plan is flexibel en voldoet aan uw specifieke voedingsbehoeften. Deze fasen zijn de inductie, lopende gewichtsverlies (VG), pre-onderhoud en de levensduur onderhoud.

Fase 1 – Inductie

U vindt de inductie fase van de meest restrictieve van alle fasen als het dieet oproepen tot een plotselinge vermindering van uw inname van koolhydraten te vinden. Je kan een zekere mate van gewichtsverlies in deze fase ervaren, maar dit is niet de echte reden voor de inductiefase. De reden is om het systeem te wennen aan een verandering in de chemie van het lichaam, waardoor het beter op de verbranding van de vetzuren voor gebruik als energie.

Maar, men gewend aan een hoog koolhydraten dieet kan vinden van de plotselinge daling erg ongemakkelijk. Als je het gevoel van de knagende honger, moet je terug naar je doel te gaan om gewicht te verliezen om u te gaan met het programma. Vooruitblikkend naar het succes aan het eind van het programma zorgt ervoor dat je gemotiveerd.

De inductie fase duurt twee weken, maar u kunt doorgaan met de inductiefase als je nodig hebt om veel gewicht te verliezen. Als uw doel voor deelname aan het programma is om de eetgewoonten te veranderen, is een hoge inname van calorieën aan te raden om gewichtsverlies te voorkomen.

U kunt het volgende verwachten in de inductie fase:
6
    • Beperkt dagelijkse consumptie van koolhydraten (20 g netto

koolhydraten) gedurende ten minste twee weken. Bepaal de netto koolhydraten door aftrek van het aantal gram vezels uit de gram koolhydraten.

- Geniet van het eten van voedsel dat eiwit en vet te combineren, zoals gevogelte, eieren, vis, lam, rundvlees en varkensvlees. Echter, beperk uw consumptie van kazen, omdat deze koolhydraten bevatten.
- Eet een evenwichtige voeding met natuurlijke vetten, zoals verzadigde vetten, meervoudig onverzadigde en enkelvoudig onverzadigde vetten, met uitzondering van gehydrogeneerde vetten.
- Het opnemen van niet-zetmeelrijke bladgroenten in uw dieet plan.
- Naar aanleiding van een regime van acht glazen water per dag.

Succes in fase 1 van het programma is een signaal voor u om over te gaan naar fase 2. Het is aangeraden niet te lang te verblijven in fase 1, of u misschien verveeld met de monotonie van het menu te krijgen. Het gevaar op dit punt is te geloven dat het goed is om iets als je gewicht weer kunt verliezen door het herhalen van fase 1 te eten.

Fase 2 - Voortgezet gewichtsverlies (VG)

De doelstelling voor OWL is om je koolhydraten tolerantie, die u zal vertellen hoeveel koolhydraten je kunt consumeren en nog steeds om gewicht te verliezen te vinden. In deze fase, je langzaam opnieuw koolhydraten voedsel in uw dieet, het verkennen van wat voedsel dat je kunt eten en wat niet te eten.

Bij fase 2, uw gewichtsverlies vertraagt. U kunt het verhogen van uw inname van koolhydraten van 20 gram tot 25 gram, het verhogen van de inname van 5 gram per week van fase 2. Door het observeren van uw vooruitgang in gewichtsverlies, die moet worden op een tot twee pond per week, kunt u uw persoonlijke koolhydraten vertellen saldo. Dit evenwicht niveau van tussen de 30 tot 80 gram per dag of meer, afhankelijk van uw leeftijd, geslacht, de status van de hormonen, en het niveau van de activiteit.

Bij OWL, kunt u beginnen met het eten van voedzame voedingsmiddelen, zoals niet-zetmeelrijke groenten en fruit. U kunt ook beginnen met genieten van zachte kazen, zoals cottage cheese. Een aanbevolen manier is om een nieuw voedsel te introduceren van de ene groep en observeren als het eten maakt je winnen of verliezen gewicht. Als je voelt dat het voedsel de oorzaak is van de problemen, zet het opzij en vervangen door een andere van dezelfde groep of opnieuw in een later stadium.

Fase 2 duurt tot je minstens 10 pond van je gewenste gewicht te bereiken.

Fase 3 - Pre-Onderhoud.

U naderen uw gewicht doel met 10 pond te werpen. De pre-onderhoudsfase beveelt een geleidelijke vermindering van het resterende gewicht van uw gewicht doel.

In de pre-onderhoudsfase, u 10 gram netto koolhydraten toe te voegen aan uw dagelijkse voeding. voedsel toe te voegen aan uw dieet, zoals linzen en andere peulvruchten, fruit (behalve bessen), zetmeelrijke groenten en volkoren granen. Het is in deze fase u uw koolhydraten tolerantieniveau te vinden. De koolhydraten tolerantieniveau is het punt waar je niet winnen of verliezen gewicht. Wanneer u dit punt te bereiken, dit signaleert de laatste fase van het programma.

Mocht u merken dat u niet langer het verliezen van gewicht, knip je weer op je carb inname met 10 gram, vermijd kunstmatige zoetstoffen, drinken 8 glazen water per dag, en tellen en neem uw calorie-inname.

Fase 4 - Lifetime onderhoud.

Zoals eerder vermeld, levenslange onderhoud is het belangrijkste doel van het Atkins-dieet. Het is in Fase 4 dat je begint je leven onderhoud met een dagelijks 40 tot 120 gram netto koolhydraten. Het bereik van de netto koolhydraten houdt rekening met uw stofwisseling, geslacht, leeftijd, en uw activiteit. Ter aanvulling van het Atkins-dieet met regelmatige oefening zal u helpen een hoger koolhydraten tolerantieniveau te verwerven.

Naar aanleiding van het Atkins-dieet, zoals voorgeschreven u gelukt hebt in uw gewicht doel en goed over uw voortgang te voelen. Neem er echter rekening mee, dat het Atkins-dieet is over de levensduur op gewicht blijven en moet altijd in je gedachten dus je zou kunnen vasthouden aan een evenwichtige voeding.

Hoofdstuk 3 - Gewicht Onderhoud van Atkins Dieet

Wat onderscheidt het Atkins-dieet is de nadruk op wat te eten terwijl de andere dieetprogramma's plaats belang aan wat niet te eten. In het Atkins-dieet plan, hoeft u geen honger, terwijl in het programma, en je kunt zo veel als je wilt, zolang het gehalte aan koolhydraten laag is, zoals aanbevolen in iedere fase te eten.

Inductiefase.

U kunt bijna alles eten, maar beperk uw inname van koolhydraten tot 20-25 gram. U kunt eten stichting groenten (geen zetmeelrijke groenten), eiwitten, gezonde vetten, en de meeste kazen. U kunt onder andere noten en zaden in uw dieet.

- schelpdieren zijn goed, maar ze bevatten koolhydraten dus beperk schelpdieren verbruik 4 ounces per dag.

- Onverwerkte vlees: rundvlees, varkensvlees, kalfsvlees, wild, ham en spek. Ham en bacon kunnen suiker bevatten, dus kies die niet genezen. U kunt kiezen voor nitraat-vrij spek.

- Eieren zijn zeer voedzaam en een nietje voedsel, vooral voor het ontbijt. Wees creatief in de voorbereiding van de eieren aan eentonigheid te vermijden.

- Voor vetten en oliën, krijgen die afkomstig van groenten. Oliën die rijk zijn aan omega-3 vetzuren zijn ook aanvaardbaar. Oliën hebben geen koolhydraten, maar beperk het serveren aan een eetlepel. Zorg ervoor dat de olie niet te hoge temperatuur te bereiken bij het koken.

- Caffeinated thee en koffie zijn aanvaardbaar, Stop met het gebruik van cafeïne als je voelt dat je ervaart hunkeren. Als je een cafeïne verslaafde, wordt het aanbevolen om de gewoonte te doorbreken alvorens een dieet programma.

- Kaas bevat koolhydraten dus beperken de kaas inname tot 3-4 ounces per dag of een equivalente grootte van 1 "kubus per dag.

Fase 2 of het Voortgezet gewichtsverlies.

Het doel van deze fase is om na te streven met het momentum gestart in Fase 1 totdat u uw persoonlijke koolhydraten tolerantie te vinden. Het eten lijsten hieronder zijn suggesties die je kunt mixen om uw voorkeur aan te passen. U zult genieten van uw eten in deze fase met de toevoeging van een breder scala van voedsel en dranken. Je zult zelfs aansteker met het programma nu voelen die u kunt bezoeken de convenience stores voor uw favoriete voedsel.

- zuivelproducten zoals yoghurt (vlakte en ongezoet), ongezoete volle melk, mozzarella kaas, kwark, ricotta en slagroom

- De meeste noten en zaden, zoals macadamia, pinda's, paranoten, om een paar van uw favorieten te noemen

- Vers fruit zoals bramen, frambozen, veenbessen, aardbeien, meloenen in blokjes, blokjes honingdauw, bosbessen

- Citroensap, limoen, en tomatensap worden aanbevolen.

- in blik of gekookt peulvruchten, zoals linzen, bruine bonen, lima bonen, pinto bonen, zwarte bonen en kikkererwten

- Gemak voedingsmiddelen zijn aanvaardbaar zolang je je bewust bent van het bedienend grootte en de netto koolhydraten zijn.

Pre-onderhoudsfase

In deze fase worden meer koolhydraten toegevoegd aan uw dieet, waardoor 50-70 netto koolhydraten per dag. Breder scala van voedsel wordt ook toegevoegd aan het dieet. Het doel van deze fase is voor u te fine-tunen van uw dieet, bereidt je voor op een leven lang onderhoud van uw gewicht. Deze fase duurt een maand of totdat u uw gewenste gewicht doel bereikt.

- zetmeelrijke groenten zijn in deze fase acceptabel: squash (gebakken of puree), gesneden wortelen, gebakken aardappelen of aardappelpuree, yams, erwten, pastinaken, en maïs.

- Peulvruchten: zwarte bonen, bruine bonen, linzen, kikkererwten, en andere bonen

- Geniet van een breder scala van je favoriete fruit: appels, kleine bananen, grapefruit, guave, kiwi, mango, rozijnen, perzik, medium pruim, verse dadels, medium peer, medium abrikoos, en verse ananas

- Granen zijn ook aanvaardbaar in deze fase: havermout, bruine rijst, tarwe zemelen, quinoa, volkoren brood, grutten, en gekookt gerst.

Levenslange onderhoudsfase

Op dit punt, heb je je streefgewicht en klaar om uw dieet te zetten in een levenslange gewoonte bereikt. Wordt nu gebruikt om een dieet met een koolhydraat saldo bepaald in het pre¬maintenance fase, kun je gewoon doorgaan met deze balans of net onder het.

Voedselinname in de levenonderhoud voeding is hetzelfde als in de pre-onderhoudsfase. Het verschil is de wijzigingen u voorstellen en u kunt nu het volgende verwachten:

- *Geniet van goede natuurlijke vetten.* Het enige wat je moet onthouden is niet om te eten buiten je koolhydraten balans. Je kon boter of olijfolie toe te voegen aan de groenten, blauwe kaas voor salades, en slagroom of volle melk yoghurt vruchten zoals bessen.

- *Geniet van het leven.* Sinds het Atkins-dieet is nu een tweede natuur voor je, heb je niet nodig hebt om jezelf veel bezig te houden met het. Het kan zijn dat uw koolhydraten evenwicht, afhankelijk van de activiteiten die u deelnemen aan, uw werk en uw gezondheid aan te passen. Met de know-how u met het Atkins-dieet programma verworven, moet je de tools om uw gewicht te beheersen en zich geen zorgen over af en toe vervalt.

Het Atkins-dieet is meer informatie over de opleiding van uw systeem in de gewoonte van een gezonde voeding. Het lichaam is gebouwd om te bewegen. De huidige tijd te maken voor een zittend leven die de gezondheid en lichaamsbouw van de mens beïnvloedt. Het Atkins-dieet maakt het mogelijk voor u om te genieten van gezond eten en genieten van de activiteiten, uiteindelijk het maken van je goed met het leven te voelen.

Hoofdstuk 4 - 7-dagen Atkins Dieet Maaltijden

Het Atkins-dieet heeft geen beperkingen maaltijd met uitzondering van de koolhydraten inname te beperken. Terwijl u kunt eten wat je wilt, helpt het om een structuur om uw maaltijd te hebben; Dit bespaart u van het denken over wat voedsel te bereiden op een dag-tot-dag basis. Vergeet niet om 8 glazen water per dag te drinken. De maaltijd plan gepresenteerd in dit gedeelte zijn voor mensen die houden van eten.

Dag 1

Ontbijt

3 roerei met room

4-6 repen spek Koffie of thee met slagroom

Lunch

1 Kipsalade 6 ounce gegrilde kip

2 1 el Romano kaas

2 kopjes groene salade

2 el ranch dressing 1 ei hardgekookt, gehakt

Diner Gebakken visfilets, gedoopt in eieren, gecoat weiproteïne en met plantaardige olie

1 kopje groene salade

V4 tomaat, middelgrote

1 dun gesneden rode ui

Dag 2

Ontbijt	2 porties van ontbijtgranen
	1 eetlepels crème
	4 worst burgers Decaf koffie
	1 kopjes salade (ham, hardgekookte eieren, spek tirannie, 2 ons kaas)
Lunch	2-3 el zelfgemaakte duizend eilanden dressing
Diner	Light frisdrank
	gegrilde steak met kruidenboter, 2 dun gesneden uien, en een half kopje champignons
	V2 kopje groene salade met verkruimelde bacon 1 el Romano kaas 1 eetlepel dressing (naar keuze)
	1 kop van de asperge

Dag 3
Ontbijt

ham en kaas (2 ons) omelet

1 toasted muffin

1 tbsp butter

Hot tea, with lemon and sugar substitute

Lunch

Gebakken kippenvleugels met blauwe kaas
dressing
Weinig gevulde eieren
1 kopje koolsalade
10-20 olijven Diet soda

Diner

8 ounces steak
2 kopjes sla salade gemengd met tomaten,
komkommers,
2 ons kaas en spek tirannie
2 el zelfgemaakte duizend eilanden dressing
1 kopje runderbouillon, bestrooi roerei,
bieslook voor de garnering

Dag 4
Ontbijt

3 hardgekookte eieren licht gehakt, mengen met 1 theelepel verse kruiden, 1 theelepel boter en 1 theelepel crème
4 worst
5 Decaf koffie of thee

Lunch

broodje ham en kaas toe te voegen sla en tomaat
Mosterd of mayonnaise
Light frisdrank

Diner

6 onces de filet de poisson cuit au four avec du beurre, des herbes et des épices
2 tasses de salade de laitue mélangé avec des tomates, des radis, des concombres
2 cuillères à soupe de maison Vinaigrette Mille-Îles
1 tasse de brocoli et chou-fleur, cuit et mélange
Thé au citron et le sucre de substitution

Dag 5
Ontbijt

1 geroosterd muffin

1 eetlepel boter

Lunch

Kipsalade gemengd met spek tirannie, gehakte selderij, groene uien en kruiden
2 Cloud gepaneerd

Varkensvleesschillen, 1/2 kop

zelfgemaakte salsa

Diet soda

Diner

6 ounces van varkensvlees gebraden, in plakjes
2 kopjes sla salade gemengd met tomaten, komkommer, radijs en groene uien
2 el zelfgemaakte duizend eilanden dressing

Thee met citroen en suikervervanger

Dag 6
Ontbijt

2-4 mini muffins 2 hardgekookte eieren

Decaf koffie of thee

Lunch

8 ounce gegrilde biefstuk, dun gesneden 1

kop groene salade

1 rode ui, in dunne plakjes

1/2 gesneden kleine tomaat

2 el uw keuze van slasaus

Diner

Gehaktballetjes met Alfredo saus

1 kop groene bonen met champignons

gevulde eieren

Dag 7

Ontbijt	2 roerei
	3 plakjes bacon 2 geroosterd muffins A el boter
	Thee met citroen en suikervervanger
Lunch	Gebakken kip dij en been 1 kopje groente salade, gekookt en suiker-gratis Italiaanse dressing Light frisdrank
Diner	6 ons van gebakken visfilet met boter, kruiden en specerijen 1 kopje koolsalade 2 kopjes groene salade 2 el uw keuze van slasaus

Met hetzelfde voedsel verbruikt voor zoveel dagen, zou het een monotonie geworden. Om te voorkomen dat je verveeld met het voedsel dat je eet, variëren uw voorbereiding van de eieren. Je zou kunnen kijken naar vervangers voor de groenten en vlees. En, rekening houden met uw koolhydraten balans.

Hoofdstuk 5 - Misvattingen over de Atkinsdieet

De populariteit van het Atkins-dieet, wat een nog grotere steeg na de publicatie van de tweede Atkins boek in 2002, gegenereerd misvattingen en afgedaan als een 'rage'. Maar deze misvattingen niet over de positieve effecten van het Atkins-dieet te ontkennen als wetenschappelijke studies zal laten zien .

Hieronder staan de thema's over de lage-koolhydraten met verklaringen die deze misvattingen te bewijzen als ongegrond.

1. **Laag-koolhydraten dieet is het moeilijk om door te gaan.** De vordering van het uitsluiten van een hele voedsel groep uit het menu is extreem en moeilijk te volgen. De beperkingen op het eten van voedingsmiddelen leiden vaak tot een gevoel van ontbering, die op hun beurt leiden tot een verlangen naar meer voedsel.

   De voorstanders van het Atkins-dieet vordering van verliezen van gewicht snel. Koolhydraatarme voeding veroorzaakt een automatische verlies van eetlust en vermindert de calorie-inname zonder hongergevoel. Bij afwezigheid van de honger, lijners zijn in staat om door te gaan tot de laatste fase van het programma.

2. **Essentiële voedsel groepen uitgesloten van de lage koolhydraten dieet.** Het is interessant om op te merken vroegste voorouders van die man niet granen eten tot ongeveer 10.000 jaar geleden. Het is de moderne consumptie gewoonte dat de voorwaarden van de geest om hunkeren naar voedingsmiddelen rijk aan suiker en vetten. Het feit is, krijg je de essentiële voedingsstoffen uit het eten van dierlijk voedsel en non-zetmeelrijke groenten.

3. **Een koolhydraatarm dieet veroorzaakt ketose die schadelijk is voor de gezondheid.** Ketose wordt vaak verward met ketoacidose. Ketose is goed voor de gezondheid en is een natuurlijke reactie van het lichaam

systeem wanneer de hersenen voldoende glucose kan verbranden voor energie heeft. Ketoacidose is een aandoening die er gebeurt met mensen met type 1 diabetes, waar het bloed is gevuld met glucose en ketonen in grote hoeveelheden. Ketoacidose, dus een gevaar voor de gezondheid en kan fataal zijn.

Studies tonen aan dat ketose is therapie voor chronische ziekten en dus niet schadelijk is als velen zouden willen geloven.

4. **Een koolhydraatarm dieet is rijk aan verzadigde vetten, die schadelijk is voor de gezondheid.** Een koolhydraatarm dieet doet het eten van vlees en andere voedingsmiddelen die rijk zijn aan verzadigde vetten en cholesterol te bevorderen. De vordering van verzadigd vet het verhogen van de LDL (low-density lipoprotein) cholesterol niveau is verkeerd.

Er zijn twee soorten lipoproteïne cholesterol, hoge dichtheid lipoproteïne (HDL) en lage dichtheid lipoproteïne (LDL). Het feit is, lage-koolhydraatconsumptie leidt tot verlaagde bloedspiegels verzadigd vet, de brandstoffen die de koolhydraten verbranden om energie te produceren. De verzadigde vetten verhogen van het HDL (wat de goede cholesterol) en wijzig de lage en dichte LDL (die de gevaarlijke cholesterol) in hoge LDL, die onschadelijk wordt.

5. **Er is niets om te ondersteunen dat koolhydraatarme voeding veilig is op de lange termijn.** Er zijn willekeurig studies uitgevoerd naar de effectiviteit en veiligheid van het koolhydraatarm dieet op lange termijn, die laten zien dat het duurt twee jaar en langer zonder nadelige gevolgen voor de gezondheid.

Integendeel, antropologische studies tonen aan dat mensen die leven met de moderne voorzieningen kan leren van stammen onaangetast door het moderne leven. Studies van de stammen wonen in Alaska, Canada, Groenland en

Afrika laten zien dat deze tribale mensen gedijen op zeezoogdieren, vissen, land zoogdieren en vogels. Deze tribale mensen eten geen plantaardig voedsel, en hun calorie-bron is voornamelijk afkomstig van vetten, die een hoge 75% zou kunnen bereiken. Toch zijn ze gezond, het leven tot op hoge leeftijd zonder chronische ziekten.

6. **Wat is verloren op een koolhydraatarm dieet is water gewicht.** Weliswaar water gewichtsverlies wordt veroorzaakt door een lage-koolhydraat dieet, maar het verlies van water treedt alleen op tijdens de eerste twee weken van het dieet. Tijdens de eerste fase van het Atkins-dieet, de nieren releases natrium en water, die bijdragen tot gewichtsverlies. Na de eerste fase echter gewichtsverlies gaat, maar het verlies van lichaamsvet.

7. **Een koolhydraatarm dieet veroorzaakt verlies van voedingsstoffen.** Bepaalde levensmiddelen doet de bar andere voedingsstoffen uit de opname in het lichaam systeem. Zoals korrels, die rijk fytinezuur zijn, voorkomt de opname van ijzer, zink en calcium, wat kan leiden tot een gebrek aan mineralen. Tarwe is bekend dat bloedspiegels van vitamine D. Onvoldoende bloedspiegel van vitamine D te verminderen is een risicofactor voor hart en andere chronische ziekten. Een koolhydraatarm dieet bevat geen tarwe in haar plan, en daarom hoeft die stoffen die andere voedingsstoffen worden geabsorbeerd door het lichaam te voorkomen hebben.

8. Ga je op een koolhydraatarm dieet veroorzaakt veel ongemak.

Weliswaar dieet ongemakken ervaren tijdens een laag-koolhydraat dieet, zoals hoofdpijn, misselijkheid, verwardheid, prikkelbaarheid en lethargie. Deze ongemakken zijn het gevolg van de drastische verandering in de stofwisseling die tijdens de inductiefase en duurt de eerste twee weken van het Atkins-dieet.

Deze ongemakken verdwijnen binnen enkele dagen en kan

worden voorkomen door het verkrijgen van voldoende water en zout in het systeem.

9. **Een koolhydraatarm dieet veroorzaakt hartkloppingen.** Het ervaren van een lichte verhoging van de hartslag tijdens de eerste twee weken van de inductie fase is normaal als gevolg van metabole veranderingen en niet duren. Deze voorwaarde is te wijten aan uitdroging en een onvoldoende hoeveelheid zout in uw systeem. Door het drinken van voldoende vloeistof te compenseren voor het verlies van water en het nemen van zout voorkomt hartkloppingen.

10. **Verminderde fysieke prestaties wordt veroorzaakt door een lage inname van koolhydraten.** Een ingewijde in de laag-koolhydraat dieet een vermindering van de fysieke prestaties voelen door gebrek aan vocht en zouten in het systeem. Dit probleem is opgelost door het drinken van veel water vermengd met zout voor een activiteit.

Met tegenstrijdige beweringen rond gewichtsverlies, die onlangs slingert tussen low-koolhydraten en vetarme diëten, het is een gezonde reactie te pauzeren alvorens te beslissen over welk dieet aanpak te gebruiken. Er zijn ook andere factoren, zoals medische aandoeningen, moet u wellicht te overwegen voor het kiezen van een meest geschikt voor jou. Maar, de beslissing om niet te handelen als gevolg van misverstanden gehouden, kunt u voorkomen dat het verbeteren van uw gezondheid en een levensstijl.

Hoofdstuk 6 - het voedsel dat je moet eten

De schoonheid van het Atkins-dieet is in zijn benadering van gewichtsverlies die zowel gezond en gemakkelijk te onderhouden. En, terwijl op het Atkins-dieet programma, je hoeft niet te verhongeren. U kunt het voedsel dat je wilt eten, op voorwaarde dat het weinig koolhydraten of binnen de koolhydraten balans.

De gids hieronder zal u helpen met wat voedsel dat je nodig hebt om te eten als je door elke fase van het Atkins-dieet. Als je door elke fase, kunt u nieuwe gerechten te introduceren in het menu of herinvoering van voedsel dat je waren ooit intolerant en veroorzaakte problemen.

Fase 1 - Inductie (20 - 25 gram koolhydraten)

- 12 tot 15 gram groene en andere niet-zetmeelhoudende bladgroenten

- Voor natuurlijke vetten, gebruik olijfolie, boter, olijven, avocado, en andere natuurlijke voedsel aan uw eetlust Spice 170 gram portie van kip, kalkoen, vis, schelpdieren, lamsvlees, rundvlees, kalfsvlees, varkensvlees, eieren, tofu en andere sojaproducten –

- Voor uw eiwitbronnen, kunt u 110 hebben

- Zuivelproducten die rijk zijn aan vet, maar laag in koolhydraten, zoals zure room, room, en harde kazen

Fase 2 - Voortgezet gewichtsverlies (5 gram toename van koolhydraten per week)

In aanvulling op de basis groenten en zuivelproducten geniet u in de inductiefase, kunt u toevoegen:

- Noten en zaden (vermijd kastanjes)

- bessen, meloen en kersen (vermijd watermeloen)

- Cottage cheese en ricotta voor verse kazen en volle melk yoghurt

- peulvruchten, zoals kikkererwten en linzen en anderen in dezelfde voedingsgroep

- Plantaardige en tomatensap, met inbegrip van citroen en limoensap

Fase 3 - Pre-onderhoud (10 gram toename van koolhydraten

per week)

Doorgaan met nieuwe voeding toe te voegen aan het menu tijdens een verblijf binnen uw koolhydraten balans. Voor eten aankopen, controleer dan de netto hoeveelheid koolhydraten op de etiketten.

* zetmeelrijke groenten zijn nu aanvaardbaar zoals wortelen, bieten, gebakken of gepureerde squash, gebakken zoete aardappel, gesneden pastinaak, en maïs

* Granen zijn ook aanvaardbaar in deze fase, zoals rauwe tarwezemelen, tarwekiemen, haver, gekookt grutten, gekookte tarwe pasta en gekookte bruine rijst

* Voor fruit (met uitzondering van vruchtensappen en gedroogde vruchten), kunt u verse geraspte kokos, kersen, blokjes watermeloenen, papaya, medium pruimen, guave, appel, mango, verse stukjes ananas en ander fruit toe te voegen

Fase 4 - Levenslange handhaving

In deze fase, uw dieet is nu een levensstijl. Het voedsel dat je eet in deze fase is dezelfde als die in Fase 3. U kunt het voedsel dat je intolerant waren opnieuw voor deze fase en verken andere eten, maar blijven binnen uw streefgewicht.

Hoofdstuk 7 - Eenvoudige recepten

Om u te beginnen met het Atkins-dieet, zult u eenvoudige recepten voor uw dagelijkse maaltijd hieronder te vinden. Zoals u bekend met de recepten, kunt u verkennen en te creëren eenvoudige recepten van je eigen, variëren van de ingrediënten om kruiden en variatie te bieden aan uw maaltijden.

Ontbijt

minute Muffin

V4 c amandelmeel
1 t zoetstof (suikervervanger)
V4 t bakpoeder met rechte fosfaat, dubbelwerkende inhoud
1/8 t zout
V2 t kaneel 1 heel ei, grote
1 t plantaardige olie

1. In een mok, combineren en roer de droge ingrediënten tot goed opgenomen.
2. Voeg de olie en het ei en roer.
3. Cook in de magnetron voor een minuut.
4. Rooster de muffin, optionele
5. Top met roomkaas

Protein Pancake

2 oz Wei-eiwit (naar keuze van smaak)
c Meal meel VA
3 T Volkoren, sojameel
1 t bakpoeder
03/01 c kwark, kwark crème
2 eieren, grote

1. Meng de eerste drie ingrediënten goed.
2. Voeg de geklopte eieren en kwark en roer tot gemengd.
3. Verhit een koekenpan op middelhoog vuur.
4. Vet lichtjes met plantaardige olie

5. Drop beslag in een koekenpan met het gebruik van V-beker voor elke pannenkoek.
6. Draai pannenkoek en bak nog 2 minuten.
7. Herhaal dit proces voor elke pannenkoek.

Proteïneshake
3/4 c water 2 T slagroom
1 t vanille
2 t suikervervanger
V c wei-eiwit poeder
Vt guargom
4-6 ijsblokjes

Doe alle ingrediënten in de blender, maar niet de ijsblokjes. Whirl om goed te combineren. Voeg de ijsblokjes een voor een om het mengsel te verdikken.

Om afwisseling in de shake toe te voegen, kun je variaties proberen. Vervang water met light frisdrank, light dranken of yoghurt. Je zou ook kunnen extracten en suikervrije stropen proberen.

Lunch

Zalm met citroen en kappertjes
6/4 oz zalmfilets
V4 c olijfolie V2 t zout
V2 t gemalen zwarte peper
1 T vers gehakte rozemarijn
8 plakjes citroen (2 citroenen)
V4 c citroensap (1 citroen)
V2 c witte wijn
4 t kappertjes
4 stuks aluminiumfolie

1. Borstel beide zijden van zalmfilet met olijfolie
2. Breng op smaak met zout, peper en rozemarijn
3. Plaats elke gekruid zalm in de folie, top elk zalm met citroen een schijfje citroen, 2 eetlepels van de wijn, en 1 theelepel kappertjes
284. Fold folie en afdichting
5. Zet een grillpan op middelhoog tot hoog vuur
6. Leg de folie op de hete grill, laat 10 minuten koken

geglazuurde Borst

4 lbs mager rundvlees borst
2 t zout
2 t paprika
1 t zwarte peper
3 T abrikoos jam, suiker vrij (of uw keuze
bewaart)

1. Verwarm de oven voor op 475 F.
2. Wrijf borststuk met zout, peper en paprika
3. Plaats de borst in de oven, vette kant naar beneden
4. Scatter uien en wortelen rond de borst en kook gedurende 15
   minuten
5. Draai borststuk om en voeg V2 c water.
6. Cover en het verminderen van de oventemperatuur tot 375 F.
7. Kook voor 3-4 uur gaar.
8. Warmte vleeskuikens. Transfer borst van de oven voor op grill
   pan
9. Verspreid jam over borst en braden gedurende 5 minuten, het
   verwijderen van uien en wortelen.
10. Cover borststuk met folie en laat afkoelen.
11. Verwijder oppervlak vet en serveer.

Ancho Macho Chili

1 ui, middelgroot 80 oz zonder been steak
3 T chilipoeder V2 t zwarte peper
2 t verkoop
14 a / 2 oz rode tomaten en groene pepers, ingeblikte
2 t knoflook
6 dl rode wijn
3 T olijfolie

1. Verwarm de oven voor op 325 F
2. Wrijf zout en peper op rundvlees
3. Verhit 1-1 / 2 t olie in een pan op hoog vuur
4. Voeg 1/3 van rundvlees en bak tot bruin
5. Overdracht borst in een kom en herhaal met de resterende

29

rundvlees

6. Voeg de rest van 1-1 / 2 t olie pan en bak de ui
7. Roer in chilipoeder. Gehakte knoflook, tomaten en wijn toe en laat sudderen
8. Cover en bak 2-1 / 2 uur gaar.

Avondeten

Paddestoel met asperges en erwten

3 T ongezouten boter
3 lente-uitjes, medium
1 t knoflook
3/1 oz paddestoelhoed
V4 c azijn
1 c water
1 pond asperges V2 c groene erwten
2 T Heavy crème 8 blaadjes basilicum V4 snufje zout V4 t zwarte peper

1. Smelt 2 eetlepels boter in een grote koekenpan op middelhoog tot hoog vuur. Het vuur middelhoog en lente-uitjes toe. Kook gedurende 3 minuten tot het groene deel verwelkt.
2. Voeg de gehakte knoflook
3. Voeg de resterende eetlepel boter en champignons. Kook ze 5 minuten of tot de champignons zacht zijn
4. Voeg de azijn, koken voor 2 minuten langer
5. Giet het water, voeg de asperges toe en breng aan de kook. Zet het vuur lager en laat sudderen gedurende 5 minuten.
6. erwten toevoegen, 2 minuten koken.
7. Voeg de slagroom en blijven sudderen tot de saus dik is
8. Transfer naar een kom, voeg basilicum en breng op smaak met zout en peper.
9. Bestrooi met Parmezaanse kaas, optionele

Karbonade met mosterdsaus

303 T Olijfolie
4 zonder been karbonades, 1-inch dik zout en zwarte peper
2 fijngesneden sjalotjes

3/4 c witte wijn
2T slagroom
1 T Dijon mosterd
1 T verse dragon, fijngehakt
1-wig uitgesneden citroen

1. Verwarm de oven voor op 400F
2. In een koekenpan, Verhit 1 eetlepel op hoog vuur
3. V2 theelepel zout en peper naar het seizoen het varkensvlees.
4. Brown karbonades elke kant
5. Overdracht karbonades op een bakplaat, braden voor 5-7 minuten of tot ze gaar
6. Kook de sjalotten met 1 eetlepel olie, roeren tot ze zacht
7. Schenk de wijn toe en laat sudderen tot de helft verminderd
8. Voeg de room, sudderen tot de saus dikker wordt. Voeg de mosterd.
9. Giet de saus over de karbonades en voeg dragon.
10. Serveer met de partjes citroen.

Gebakken meerval met broccoli

6 ozs gekweekte meerval 1 c broccoli, fijngesneden
1 portie, mix van kruidenboter

1. Verwarm de oven voor op 350F
2. Schik meerval op 12 "vierkant folie, bestrooi vis met zout en gemalen peper
3. Schik broccoli rond vissen
4. Fold zijden van de folie en afdichting door het krimpen
5. Bak gedurende 10 tot 15 minuten tot de vis gaar is en broccoli gaar is
6. Transfer vis aan een gerecht, geopend folie en giet kruiden-boter mengsel over vis

Voor Herb-boter mix

V2 t zout
1 t zwarte peper
V2 c olijfolie
1 t knoflook

3 t oregano bladeren
2 T Basil
1 c ongezouten boter
V2 c plantaardige olie

1. Plaats zout, peper, knoflook, olijfolie, oregano en basilicum in een keukenmachine. Pulse tot peper vlekjes zijn niet zichtbaar.
2. Voeg de olie en boter en mix tot een gladde massa
3. Schraap in een container
4. Gaat in de koelkast tot 1 maand

Soepen

Red Pepper Soup
2 T olijfolie 2 teentjes knoflook 12 ozs geroosterde paprika 1 14.5 oz kippenbouillon 7 dl water
1 ui, kleine 2/3 c zware room
V4 c geraspte Parmezaanse kaas
2 stengels bleekselderij, medium
1. In een pan, Verhit de olie in een pan op middelhoog vuur
2. Voeg selderij, gehakte knoflook, witte ui. Cook en roer tot de groenten zacht zijn.
3. Pureer soep in een blender. Doe dit in batches.
4. Return soep pan, voeg room toe en roer
5. Voeg zout en peper naar uw smaak. Strooi er Parmezaanse kaas bij het opdienen.

Blauwe kaas en spek soep

5 bacon, medium slice
3 T ongezouten boter
3 prei
2 c mushroom stukken en de steel
1- 1/2 c bloemkool
1 14.5 oz blikjes kippenbouillon
V2 c water
2- 1/2 pza blauwe kaas (of uw keuze van kaas)

1. In een koekenpan, bak spek krokant, het plaatsen van 3 tot 4 strips op een moment

2. Smelt de boter in een pan op matig vuur. Gooi in prei, bloemkool, en paddestoelen. Koken voor 5 minuten, af en toe roeren
3. Voeg het water en de bouillon toe en breng aan de kook.
4. Zet het vuur lager en laat sudderen gedurende 10 minuten
5. Pureer soep in een blender. Doe dit in batches en soep terug te keren naar pot.
6. Op de laatste partij van de soep, voeg blauwe kaas en pureer tot een gladde massa.
7. Top met verkruimelde bacon.

Crème van kippensoep

6 baconstroken
2 T boter
3 teentjes knoflook
3,5 oz gesneden champignons 1/3 c witte wijn of water V2 c kokosmelk
3 c kippenbouillon
4 fijngesneden selderij ribben
5 gekookte en gehakte kip zonder vel dijen zout naar smaak peper
2 T gehakte verse peterselie

1. In een grote pan, Verhit de olie en bak spek krokant. Verwijder bacon en zet apart.
2. Voeg de boter en wanneer gesmolten, voeg de knoflook goudbruin. champignons toevoegen en koken tot ze zacht zijn.
3. Giet wijn of water en kook tot gereduceerd tot de helft.
4. Giet de kokosmelk en kippenbouillon, roer. kip en selderij toe te voegen, laat sudderen.
5. Voeg een scheutje zout en peper. Gebruik bacon en peterselie voor de garnering.

Conclusie

Nogmaals bedankt voor het downloaden van dit boek!

Het Atkins-dieet staat op de kernbeginselen van gewichtsverlies, gewicht voeding, een betere gezondheid en welzijn, en de preventie van gezondheidsrisico factoren. Het dieet plan past bij de specifieke voedingsbehoeften eis van de dieter, het verwijderen van enige belemmering Dieter kan hebben om door te gaan met het programma en het bereiken van succes.

Het Atkins-dieet is niet alleen voor het verliezen van gewicht, maar is over het ontwikkelen van een leven levensstijl van gezond eten. Het Atkins-dieet programma helpt u geleidelijk van een hoge consumptie van koolhydraten te verplaatsen naar een lage inname van koolhydraten. En, deze geleidelijke progressie helpt u uw koolhydraten evenwicht dat u de controle over uw gewicht onderhoud geeft verkennen.

Vasthouden aan het Atkins-dieet programma bevrijdt je van zorgen te maken over je gewicht en voel me geweldig met het leven zodra de gezonde voeding wordt een tweede natuur voor je.

Ik hoop dat dit boek was in staat om u te helpen om het concept van het Atkins-dieet en hoe het gaat om effectief te werken voor je het begrijpt.

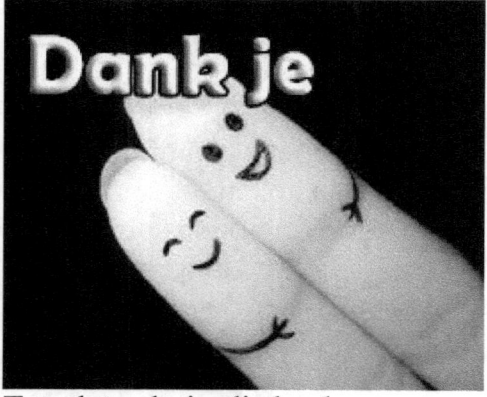

Tot slot, als je dit boek genoten, dan zou ik u willen vragen om een gunst, zou u zo vriendelijk om een beoordeling achter te laten voor dit boek op Amazon te zijn? Het zou zeer gewaardeerd worden!

Klik hier om een beoordeling achter te laten voor dit boek op Amazon!

Bedankt en veel succes!

Meer boeken uit

ARNOLD YATES

http://amazon.com/author/arnoldyates

1- Bodybuilding: Hoe gemakkelijk bouwen Spieren en Keep Mass permanent: Iox uw resultaten en Bouw de Physique die je wilt.

http://amzn.to/27fsCru

1- Gymnastiek: complete gids voor Lichaamsgewicht oefening, bouw je eigen droomhuis Body in 30 minuten

http://amzn.to/1X6X7Nw

KLIK HIER uw afbeelding om me te geven

en ontvang de 10% korting

https://knowledgeforgreatness.leadpages.co/gb/

Gewoon om te zeggen "dank u" voor het

kopen dit boek.

Ik wil je "6 Principles geven
6 pack abs "ter waarde van
$19.99

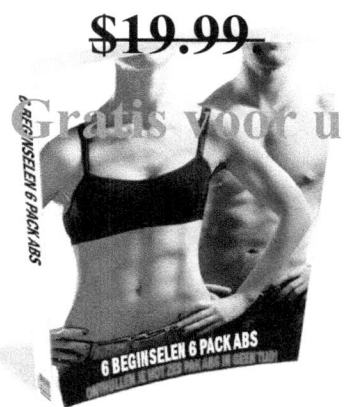

KLIK HIER

https://knowledgeforgreatness.leadpages.co/6-pack/

www.ingramcontent.com/pod-product-compliance
Lightning Source LLC
Chambersburg PA
CBHW060442290526
45793CB00002B/533